Docteur Zacharie LACASSAGNE

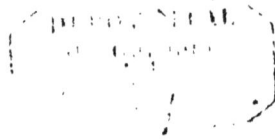

LA FOLIE DE MAUPASSANT

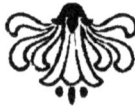

TOULOUSE

GIMET-PISSEAU, Éditeur
66, Rue Gambetta, 66

1907

Docteur Zacharie LACASSAGNE

LA FOLIE DE MAUPASSANT

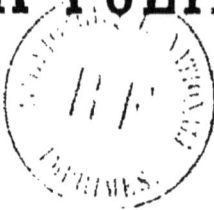

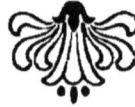

TOULOUSE

GIMET-PISSEAU, Éditeur

66, Rue Gambetta, 66

—

1907

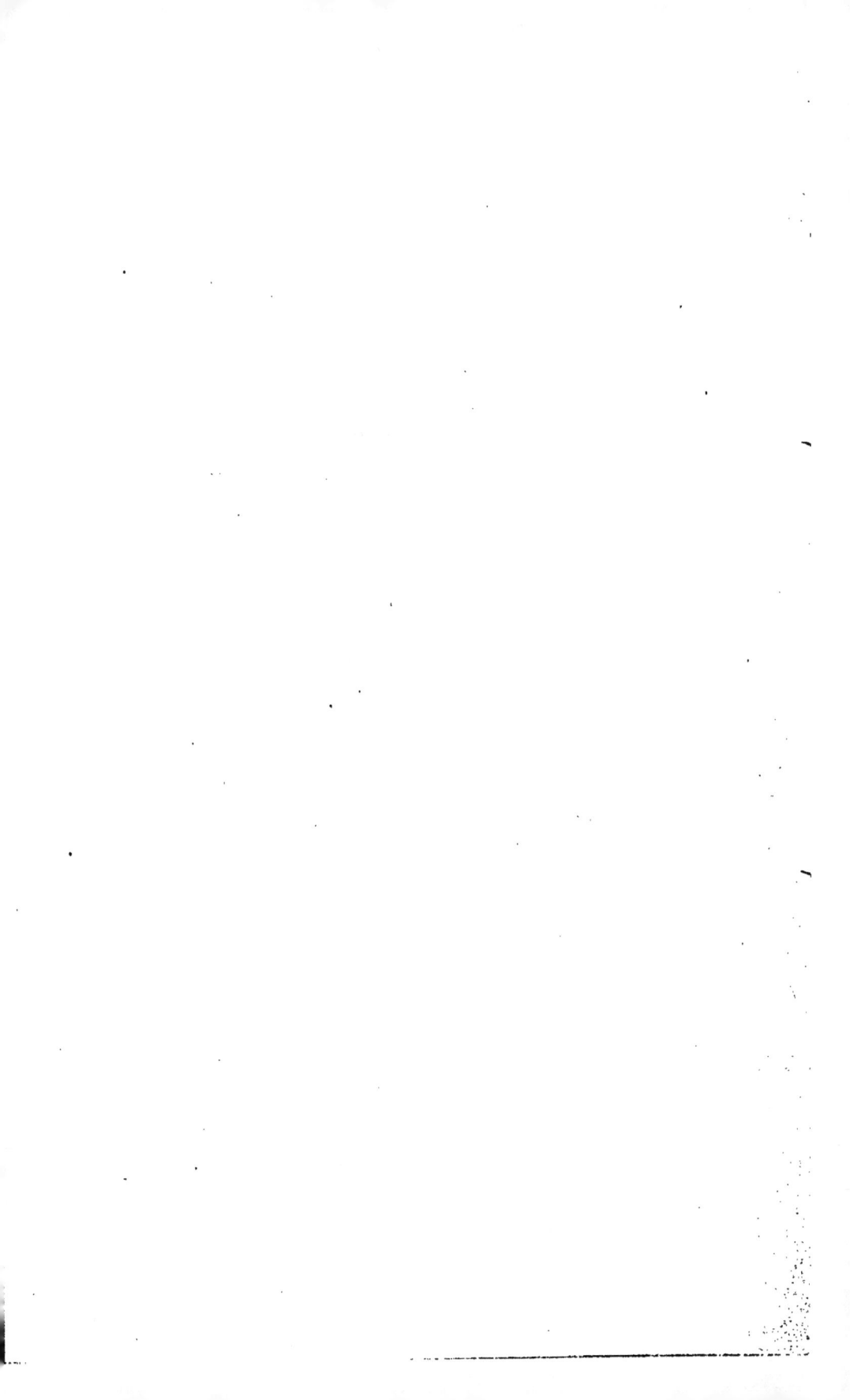

A LA MÉMOIRE DE MA MÈRE

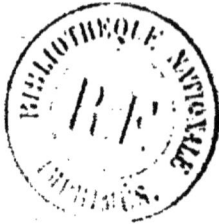

———

A MON PÈRE

———

MEIS ET AMICIS

A TOUS MES MAITRES

De la Faculté de Toulouse

A Monsieur le Professeur RÉMOND

qui a bien voulu nous faire l'honneur d'accepter la présidence
de notre thèse,

Hommage de respectueuse reconnaissance.

INTRODUCTION

Les écrivains sont en quelque sorte des
« âmes publiques ».

Leurs écrits malgré eux, malgré les théories
d'impersonnalité si chères à Flaubert, sont la
traduction plus ou moins consciente de leur
moi.

L'œuvre de Guy de Maupassant, sous les
titres les plus divers, traduit assez fidèlement
l'état d'esprit du plus illustre de nos conteurs.

Cet état d'esprit, cette œuvre, ont été particulièrement étudiés à notre époque. Critiques
et médecins ont exhumé des documents sur
l'écrivain.

Son hérédité, son "observation" pendant
son séjour dans un asile d'aliénés ont été
publiés.

Nous croyons faire œuvre utile, quoique
bien modeste, en compulsant les documents

parus sur Guy de Maupassant jusqu'en 1907 et en essayant de voir depuis quelle époque et de quelle façon cet auteur a appartenu à la psychiâtrie.

On a successivement envisagé Maupassant comme un dégénéré dès sa naissance, ou comme le type de « la parfaite santé intellectuelle ».

Pour les uns il fut toujours fou.

Pour les autres sa folie commença vers l'époque ou il écrivit " le Horla ".

Max Nordau dans ses études critiques de nos écrivains « vus du dehors » déclare reconnaitre la folie de Maupassant dès les premiers de ses écrits.

Edouard Maynial qui vient de faire paraitre dans la « Société du Mercure de France » un ouvrage très documenté sur « La vie et l'œuvre de Guy de Maupassant » fait remonter les origines et les premiers symptômes de la maladie vers 1878. — Zola, Lemaitre, Roujon le considèrent comme « absolument normal », au cerveau "solide et limpide" jusqu'à l'apparition de la nouvelle intitulée " le Horla ".

Nous allons exposer successivement les deux théories.

Puis essayant d'appliquer à l'étude de cette folie les principes généraux de toute pathologie qui veut qu'il n'y ait pas troubles sans lésions, nous nous demanderons, malgré l'absence de documents anatomiques, quelles pouvaient être les lésions cérébrales de Guy de Maupassant.

Nous croyons devoir les classer dans ce que notre maître M. le professeur Rémond a appelé les leucoencéphalites, et nous pensons trouver dans l'observation clinique et littéraire de Maupassant la démonstration (clinique) de notre opinion.

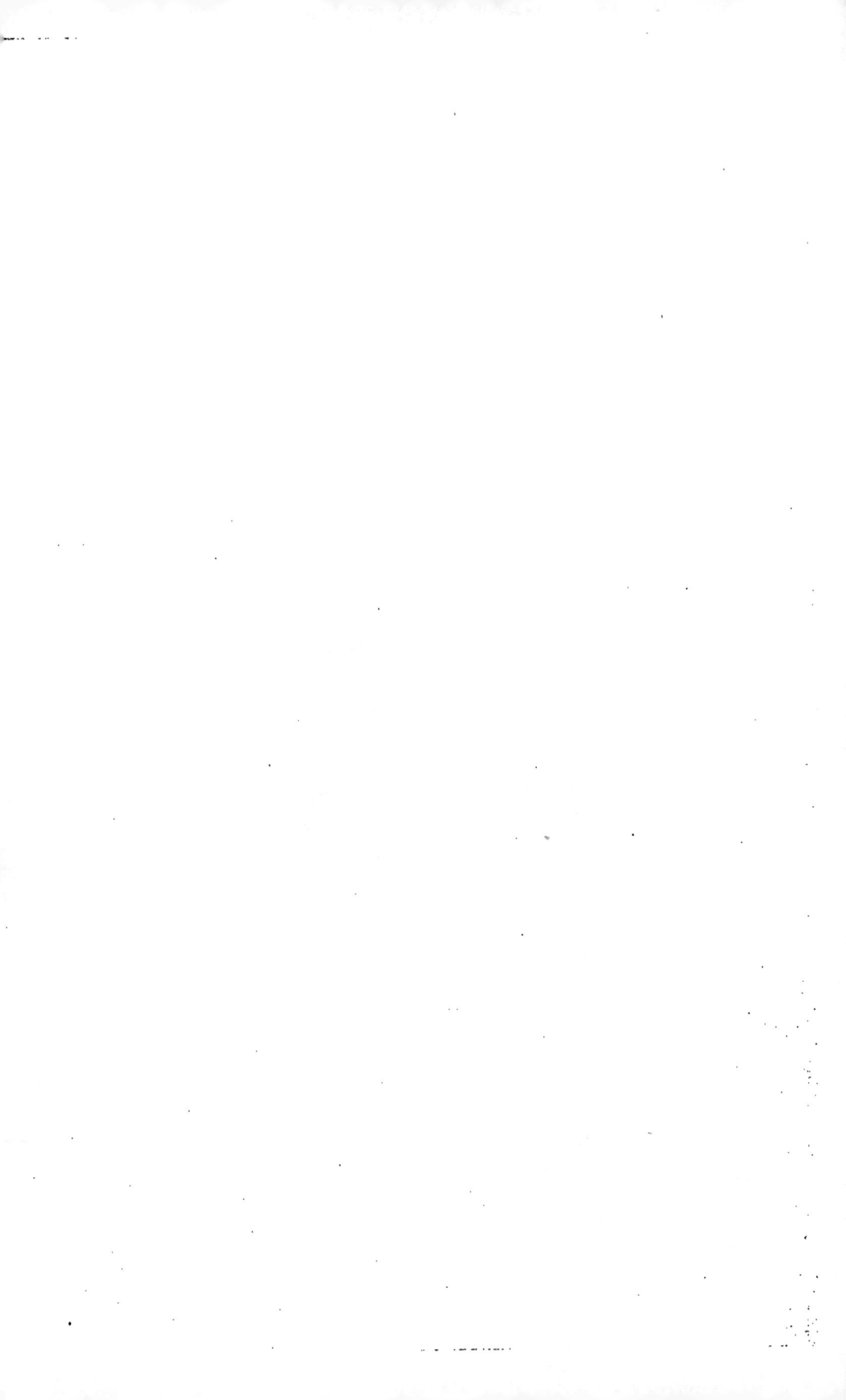

CHAPITRE PREMIER

Maupassant fut toujours fou

« Maupassant était né malade d'esprit. L'aliénation mentale notoire dans laquelle il finit, ne fut plus que le chapitre final d'un sombre roman pathologique, dont le début remonte dans son hérédité. » (Max Nordau).

Le docteur Nordau, d'ailleurs peu aimable pour nos écrivains, et très enclin à les trouver gracieusement tous dégénérés, considère l'œuvre de Maupassant, tout entière, comme l'œuvre d'un fou.

Sa critique, quoiqu'un peu acerbe, ne manque cependant pas de justesse.

Voyons d'après lui les signes de la dégénérescence mentale de Maupassant.

Voici d'abord une page spirituelle qui résume bien l'impression générale qu'a laissée au psychiâtre l'étude de l'œuvre et de la vie de Guy de Maupassant.

« Dans le parc Monceau s'élève un monument en l'honneur de Guy de Maupassant. Son auteur, M. Charles Verlet, est un technicien habile. Mais il a tort de placer ses œuvres en plein ressac de la vie publique. Il y a des sculpteurs qui ont le sens du monumental, d'autres qui en sont totalement dépourvus, sans qu'ils soient pour cela mal doués. Certains bronzes florentins et vénitiens longs d'un empan, de l'époque bénie, font l'impression de palladium dominant la place principale d'une capitale vue dans son rapetissement, qui ne diminue pas le caractère magnifiquement dominateur de l'aspect. Par contre il y a des œuvres massives qui semblent le fort agrandissement d'une chose en principe petite et voulue telle. Cela produit un singulier effet, où se mêle un élément comique. La création de M. Verlet est de ce genre. Elle représente un sopha demi-circulaire sur lequel, dans un pittoresque désordre de coussins, rêve une jeune dame, dans une attitude alanguie. Chaque trait en elle est d'une élégance parisienne estampillée authentique. La chevelure ondulée s'épend conformément au dernier style de Lenthéric. Les pieds qui s'avancent au bord de la robe, sont revêtus de bas de soie brodés à jour et sertis de mules découvertes à haut talon. La robe — une robe d'intérieur — dont une riche garniture de dentelles rend la simplicité élégante, est étalée en bas dans toute sa largeur et révèle une jupe enchanteresse au bord brodé et finement plissé. M. Verlet a consacré ses soins à ces « dessous », car ils fournissent en

quelque sorte *la clef du* SEXS SYMBOLIQUE *que l'auteur entendait donner à sa figure de femme et à tout le
monument.* La belle parisienne aux dessous expres-
sifs et aux souliers spirituels tient dans sa main gau-
che, qui pend nonchalamment, un livre, un roman.
Ce sont des personnages de Guy de Maupassant qui
prennent corps dans ses regards perdus au loin. Et
derrière son sopha se dresse un haut socle que cou-
ronne un buste de Maupassant. Celui-ci est d'une
ressemblance que je qualifie *d'effrayante.* C'est le
front bas, l'arcade sourcilière presque aussi saillante
que dans le crâne de Cro-Magnon, le nez court et
épais, la moustache broussailleuse, la bouche vul-
gaire, *brutalement sensuelle,* l'ensemble de physionomie d'un sous-officier, partant le dimanche à la
recherche de conquêtes faciles, qui m'angoissa presque la seule et unique fois que je vis Maupassant.
Cette tête que je ne veux pas caractériser davantage,
semble regarder fixement la femme au-dessous de
lui; non pas le roman sorti de son imagination, non
pas la main qui le tient, mais plus loin, la pointe
éloquente des pieds et surtout les dessous pleins de
promesses. L'œuvre de M. Verlet est une page du
Décaméron. Elle raconte l'histoire d'un jupon et son
action hypnotisante *sur un érotique.* Comme sujet
d'un groupe de porcelaine de Saxe, cette idée ne
serait pas mal dans un boudoir. Mais en marbre,
plus grand que nature, comme monument dans un
parc public, non, en vérité, cela ne mérite pas
d'éloges. »

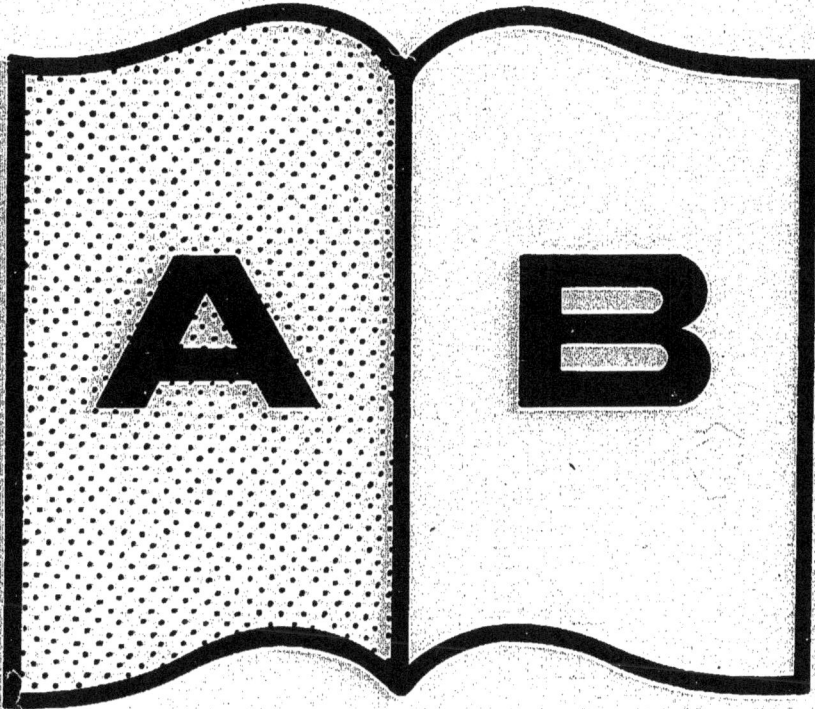

Contraste insuffisant

NF Z 43-120-14

Nous avons tenu à citer cette page en entier, malgré certaines considérations purement artistiques, pour lui laisser toute sa saveur et tout son sens. Voilà donc. esquissé le Maupassant, non pas peut être tel qu'il est, mais tel que le voit Max Nordau.

C'est un érotique, hypnotisé par le jupon et le bas à jour des femmes.

S'il écrivait la feuille d'observation de Maupassant, comme dans une clinique il mettrait :

Front : Bas.

Arcade sourcilière : « Presque aussi saillante que dans le crâne de Cro-Magnon. »

Nez : Court et épais.

Bouche : Brutalement sensuelle.

Quoiqu'on exigerait cependant de Max Nordau un peu plus de précision et qu'on désirerait par exemple savoir exactement ce qu'est « la physionomie d'un sous-officier partant le dimanche à la recherche de conquêtes faciles », quoique nous voudrions mieux connaître la caractéristique d'une bouche « brutalement sensuelle », il n'en reste pas moins que le portrait ainsi tracé nous produit l'impression d'un dégénéré.

Ce dégénéré est un érotique et Nordau s'efforce de nous montrer qu'avant d'être atteint du délire systématisé chronique qu'on appelle « la folie de Maupassant » ce dernier avait un délire érotique, que peu de critiques ont su découvrir.

Max Nordau est formel :

*La dégénérescence mentale de Maupassant se tra-
duisit dès son début littéraire par la folie érotique.*

Sans entrer dans les exagérations de l'écrivain
allemand, il faut reconnaitre qu'il y a une très grosse
part de vérité dans ce qu'il dit.

Une jeune dame potelée, oisive, élégante, savante
en ce qu'elle montre et en ce qu'elle cache, liseuse
passionnée de romans, touchée par son livre au point
exact d'où doit partir la guérison de tous ses ennuis
et de tous ses maux — suivant l'expression de Gœthe
— c'est là le contenu, l'humanité et l'image du monde
qu'un artiste naïf, et par cela même peut être particulièrement sûr, pouvait dériver des vingt-cinq volumes
de l'écrivain.

En effet, l'amour sensuel, l'amour de boudoir comme celui des meules des champs, l'amour de Cham-
fort « le contact de deux épidermes » règne en maitre
dans l'œuvre de Maupassant. On dirait que ce dernier
en est obsédé.

Qu'est *Boule de Suif?* une histoire remarquable-
ment écrite d'un coït.

La Maison Tellier nous introduit dans ces « maisons d'illusion » que l'auteur décrit comme un homme
qui connaît à merveille les détours des chambres et
des « âmes » de l'endroit.

Bel ami montre l'importance d'une belle moustache
auprès des femmes hystériques.

Que sont encore les *sœurs Rondoli?* L'écrivain ne

dévoile-t-il pas son état mental dans cette nouvelle.
Le besoin de déplacements irrationnels, impulsifs,
n'est-il pas le besoin d'un dégénéré?... et dans ces
déplacements un souci perpétuel, le souci de la femme.

On voit à tout moment dans l'œuvre de Maupassant des impulsions érotiques. L'auteur se rend
compte lui-même de la caractéristique morbide de
ces impulsions, et de même qu'un mélancolique
cherche l'explication de sa dépression nerveuse — et
la trouve — de même Maupassant cherche l'explication des impulsions et la trouve. Il semble qu'il ait
conscience, dès le début, de la pathologie de son cerveau... Il aime à se rappeler que le cerveau du singe
ressemble au nôtre. Il s'excuse ainsi.

Dans *le Singe* : « Et voilà que je suis prise d'une
« envie folle de leur faire ce signe, mais d'une envie,
« d'une envie de femme grosse... d'une envie épou-
« vantable, tu sais de ces envies... *auxquelles on ne*
« *peut pas résister!* J'en ai quelquefois comme çà
« moi.

« Est-ce bête, dis, ces choses là ! Je crois que nous
« avons des âmes de singes. On m'a affirmé, du reste
« (c'est un médecin qui m'a dit ça) que le cerveau du
« singe ressemblait beaucoup au nôtre ».

Il serait facile d'éterniser les citations analogues
de Maupassant.

On voit, dans ses contes, des jeunes dames de la
société moyenne s'abandonner, ainsi que leur mère,
dans une excursion avec leur fiancé, à un Monsieur

étranger, canotier musclé, si elles ont la certitude de
ne plus le revoir.

Nordau recherche ainsi, dans l'œuvre de Maupassant, tout ce qui peut manifester ce qu'il appelle le
« délire érotique ».

Malheureusement, sa recherche nous paraît être
trop minutieuse, non pas minutieuse dans le sens
clinique, ce qui serait parfait, mais, peut-être, minutieuse dans le sens d'*étroite*.

Nous ne voudrions pas reprocher au docteur Nordau d'être un allemand et de trop voir nos écrivains
du dehors, surtout d'un « dehors prussien »... mais !...

Il spécule (le mot nous paraît juste) son diagnostic sur la fixité de vision de Maupassant sur le même
objet :

« L'intensité de la vision, fixée sur un unique objet, est un symptôme clinique qui révéla de très
bonne heure au spécialiste l'état d'esprit de cet écrivain ».

Pourtant, il nous semble que Maupassant a su
voir autre chose que l'amour sensuel. Nous ne
ferons que citer la délicate histoire de « Miss Helyett »,
« l'Epingle », son rutilant voyage « Au Soleil »... etc.
Nous rappellerons son intensive vision de la perver-
sité paysanne dans la « Ficelle », ses descriptions si re-
marquables de l'âme bourgeoise dans « l'Héritage ».

Nous nions que tous les écrits de Maupassant
décrivent des états morbides, que « s'ils ne manifes-

tent pas le délire de la persécution, ils manifestent une *violente excitation dans la sphère sexuelle* ».

Voici d'ailleurs une citation de Nordau qui suffira à nous édifier sur l'exagération tudesque de ce psychiâtre :

« Ce que Guy de Maupassant a constamment provoqué chez moi, depuis sa première nouvelle « Boule-de-suif », ce n'a jamais été une critique, mais un diagnostic.

Je ne puis, à mon point de vue de médecin, qualifier Maupassant d'immoral. Celui qui n'est point responsable, ou qui ne l'est que d'une façon limitée, n'est pas à blâmer non plus. L'image du monde ne pouvait pas se réfléter dans le cerveau détraqué du malheureux, autrement que le lui permettait la condition de l'organe. Les œuvres de Maupassant ne doivent pas arrêter l'attention du moraliste et du philosophe. » (Max Nordau).

Le cerveau détraqué du malheureux!
Pauvre Maupassant !

Mais Max Nordau n'a qu'un tort, c'est que, chef du judaïsme, sioniste avéré, il termine son éreintement de Maupassant par une action de grâce au peuple juif qui a toutes les qualités refusées à l'écrivain.

Nous nous élevons contre les idées outrées de M. Nordau. A vouloir trouver de la folie partout, on risque de compromettre la science des maladies mentales. A ce titre, tout le monde est fou... et personne ne peut se vanter de ne pas avoir fait des choses irrationnelles.

Mais quel triste monde serait le monde composé de gens strictement raisonnables, dans le sens de Nordau?

D'ailleurs, pour être logique, M. Nordau n'a pas manqué de considérer l'humanité en général *et la France en particulier,* comme folles.

C'est ce qu'il expose dans les « Mensonges conventionnels de notre civilisation » paru à Leipzig, en 1883 et dans « Dégénérescence ».

Nous pensons qu'exposer les idées de Nordau, à ce sujet, est encore la meilleure façon de défendre Maupassant contre son critique, car si Maupassant est fou comme tout le monde, quel sera le fou des deux?

Nordau assigne à la dégénérescence actuelle du monde, le désaccord entre le genre de vie que nous nous entêtons à mener et la conception scientifique du monde qui s'impose actuellement à l'homme instruit. Il étudie à la lumière de l'expérience clinique les tendances artistiques et littéraires les plus contemporaines. Toutes ces tendances, d'après lui, sont l'expression de troubles cérébraux.

Il est de l'école lombrosienne exagérée.

Il prétend que nous assistons à un « crépuscule des peuples » analogue à l'agonie du monde antique, mais plus inquiétant

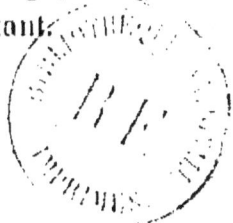

2

Voici comment il établit sa thèse.

Le romantisme *allemand* (évidemment) a engendré le romantisme français, qui a engendré en Angleterre le préraphaélisme, en France le symbolisme.

De la Russie nous avons eu le culte de Tolstoï, de la Germanie celui de Wagner.

Toutes ces tendances, d'après Nordau, ont un *caractère pathologique*. Elles présentent les symptômes, les « stigmates intellectuels » de la dégénérescence, à savoir : la folie morale ou absence du sentiment moral, l'émotivité, l'aboulie ou impuissance de vouloir, l'amour de la rêverie creuse, enfin et surtout le mysticisme.

Tous les inventeurs de ces tendances sont soit des « dégénérés supérieurs » (Magnon), soit des « mattoïdes » (Lombroso) ou des « graphomanes ».

Mais la réussite de ces tendances suppose leur accord avec l'esprit public.

« A la dégénérescence des écrivains, répond l'hystérie des lecteurs. »

Nous pourrions nous demander pourquoi, dit Doumic, ces phénomènes ont apparu dans notre temps plutôt que dans tout autre.

La réponse est très simple.

Ils sont le résultat des conditions de vie nouvelles faites en ce siècle à l'humanité. A la suite des découvertes de la science, à la suite de l'application de ces découvertes à l'industrie, la révolution économique a

été si générale, et si brusque, que tout d'un coup
toutes les habitudes ont été bouleversées.

« On a afflué des campagnes aux villes. On s'est
soumis à un travail sans mesure, à une trop grande
dépense de forces. L'humanité n'a pas eu le temps de
s'adapter à ces conditions pour lesquelles elle n'était
pas préparée. De là une immense fatigue et un soudain épuisement. »

« A entendre Max Nordau, c'est en France surtout que le mal a fait ses ravages. C'est chez nous,
de préférence, que l'auteur allemand en étudie le
développement. C'est à notre société et à nos mœurs,
comme à nos livres et à nos tableaux qu'il emprunte
le plus d'exemples. Il incrimine jusqu'à la façon
dont nous meublons nos appartements; et il n'est
pas jusqu'à la coiffure de nos femmes et à la taille de
notre barbe, qui ne lui apparaissent comme autant
de signes révélateurs. »

Tous les français sont « fin de siècle », dans l'ac-
ceptation littérale du mot. La race française est
épuisée. Elle est d'autant plus épuisée, qu'elle est
plus cultivée.

Quel paradoxe !

Aussi Nordau étudie-t-il le français, surtout à
Paris; mais de là le mal a rayonné « l'humanité
civilisée tout entière semble convertie à l'esthétique
du crépuscule des peuples. »

Donc les races non civilisées, seules, ne sont pas
dégénérées !

Toutes les nations sont convoquées à ces grandes assises de l'hystérie, écrit Doumic.

L'Angleterre et l'Allemagne y sont citées, comme la Belgique et la Russie.

Et ils y passent tous, venus d'origines différentes, hommes de génie, hommes de talent, ceux qui portent des noms glorieux, et ceux dont la gloire est ridicule. Ils défilent en processions de maniaques et d'agités : « Swinburne est un dégénéré supérieur, dans le sens de Magnan, tandis que Rossetti doit être rangé parmi les imbéciles de Sollier... »

« Ruokin, met au service d'idées complètement délirantes, le sauvage acharnement d'un fanatique dérangé d'esprit... »

« Le dialogue de Mœterlinck donne un tableau clinique des plus fidèles d'un incurable crétinisme... »

« Un autre graphomane, l'auteur du livre imbécile, *Rembrandt éducateur,* radote à peu près de la même façon... Dans un petit écrit qui est devenu une sorte d'évangile des imbéciles et des idiots, l'auteur, M. Paul Desjardins... »

C'est ainsi. Un vent de folie a soufflé sur les races épuisées. Toute l'Europe se ride et se fissure. L'écorce craque. Elle n'est plus qu'une vaste maison d'aliénés.

Tout ceci nous montre bien comment la critique de Nordau sur Guy de Maupassant est exagérée. Un auteur qui induit de la folie ou de la dégénérescence d'une société, sur la coupe de la barbe ou la disposition des meubles dans un appartement, exagère singulièrement.

Nous estimons son étude sur Maupassant, d'autant plus discutable que malgré les mots : *symptômes, diagnostic étiologie* si impressionnants, les procédés scientifiques de Nordau ne sont pas très rigoureux : « Il y aurait un moyen sûr, dit Nordau, de prouver que les auteurs de tous les mouvements « fin de siècle » en art et en littérature sont des dégénérés : ce serait d'examiner soigneusement leur personne physique et leur arbre généalogique. On rencontrerait indubitablement chez presque tous des proches parents dégénérés et un ou plusieurs stigmates qui mettraient hors de doute le diagnostic de dégénérescence... ».

Nordau procède ici par conditionnel et hypothèse. Il a tort.

Voici donc exposée une première opinion sur Maupassant.

Avant d'être *persécuté* il fut *toujours érotique*.

Nous venons de voir ce que cette opinion a d'exagéré. A employer les procédés de Nordau on trouvera de l'érotisme chez tous les auteurs.

Cependant toute exagération possède une part de vérité. Maupassant dès sa jeunesse paraît assez nettement préoccupé de l'amour sexuel, et si ce n'est là un signe de folie, c'est en tous cas une raison d'excès qui rappellent la folie.

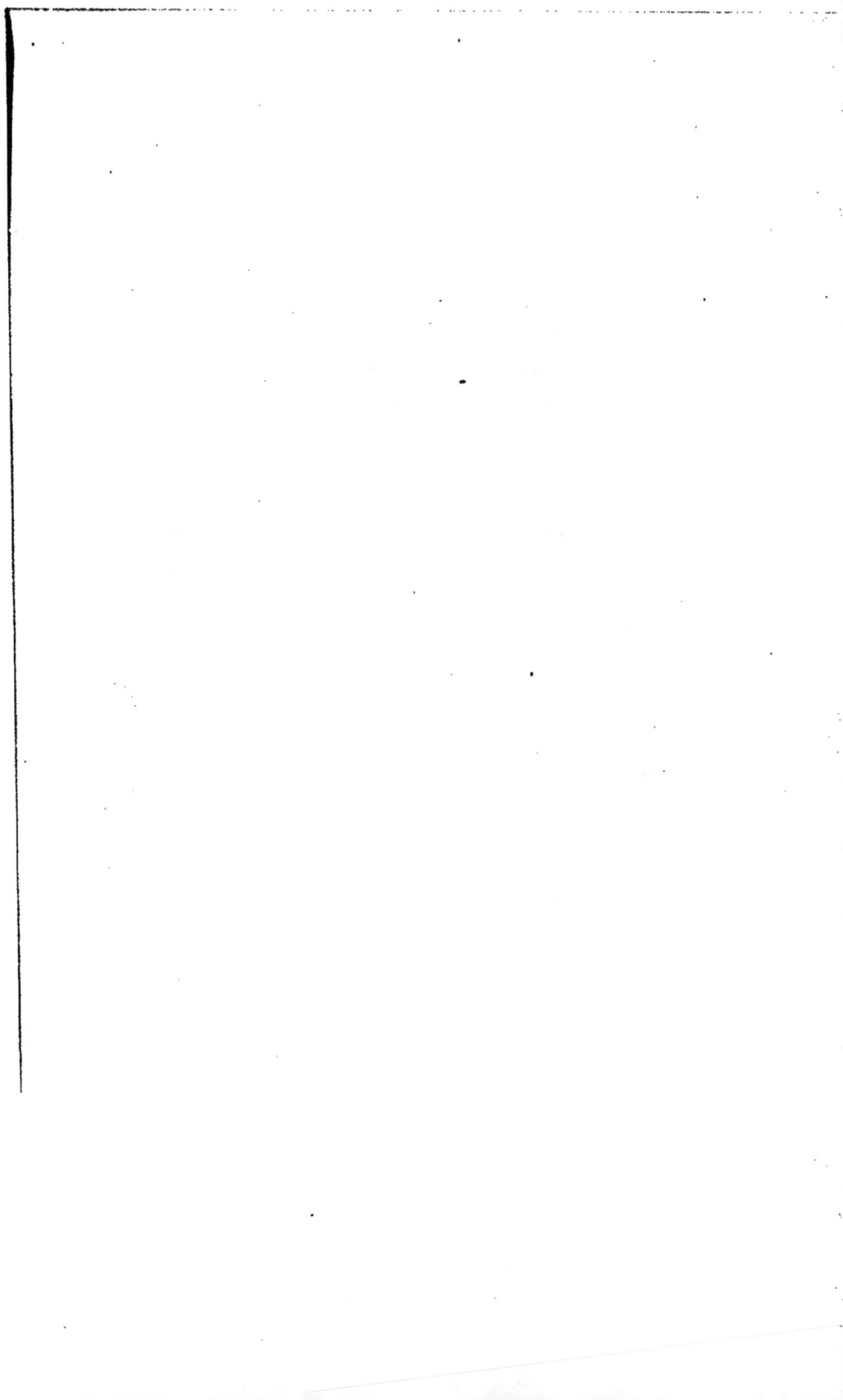

CHAPITRE II

Maupassant fut sain d'esprit jusqu'à l'époque où parut " Le Horla "

C'est là l'opinion la plus commune sur Guy de Maupassant. Sa force physique et sa gaîté lui donnaient une apparence de santé toute gauloise. Lemaître, dans les « Contemporains », l'appelle un « robuste bourgeois campagnard ».

Émile Zola, à l'inauguration du monument élevé au Parc Monceau, s'écria : « Maupassant est la santé, la force même de la race. Ah ! quelles délices de glorifier enfin un des nôtres, un latin à la bonne tête *limpide et solide*, un constructeur de belles phrases, éclatantes comme de l'or, pures comme du diamant ! »

Chacun évoque le canotier, fier de ses prouesses de toutes sortes, qui « attestaient superbement sa vigueur physique ».

On a dit « sa vie de plein air, ses exploits sur la Seine, ses ébats à la campagne et ses farces au bureau », et presque tous les critiques ont insisté sur le contraste inattendu entre ce tempéramment bien équilibré, où rien de morbide ne se laissait voir, et les premiers malaises qui, soudain, firent prévoir une désorganisation inexplicable.

Tout lecteur de Maupassant, séduit par le grand air, le soleil et la vie qui débordent de ses contes, envie instinctivement la santé de l'écrivain.

Que de fois, après une journée d'études, après de longues discussions, n'avons nous pas envié la santé physique et morale supposée de cet homme qui nous menait si gaiement de la rivière à la mer, de la montagne à la forêt.

Avec lui nous nous sommes tapis derrière des buissons, guettant les oiseaux sauvages, avec lui, nous avons gravi les falaises normandes et les cimes boisées ; avec lui, nous avons sillonné la Marne et couru les guinguettes.

Certes, quoi de moins maladif que cette vie active et sportive ?

Les antécédents personnels de Maupassant, du moins dans sa jeunesse, ne paraissent avoir rien de morbide

Si nous voulions établir, esquisser un diagnostic d'après l'interrogatoire d'un parent, comme nous le faisons d'abord quand nous voulons connaître la vie passée d'un fou, voici ce que nous apprendrions de parents à qui bien des symptômes morbides peuvent échapper :

Nous apprendrions que Maupassant mena (d'après Mᵐᵉ de Maupassant) une existence saine, sans con-

trainte, aventureuse parfois, qui exerça l'influence
la plus durable sur son tempérament d'artiste.

Jamais le cerveau de l'enfant ne fut surmené. Il
s'en va en mer pour « lever au clair de lune les filets
posés la veille » *(Une Vie*, p. 27) ; il navigue sur les
étangs « à travers de vrais chemins taillés dans une
forêt de roseaux secs », il passe toute une journée à
ramer, assis entre ses deux chiens, tout préoccupé de
projets de chasse ou de pêche.

Cette vie au grand air, de « poulain échappé »
(Mᵐᵉ de Maupassant) lui donne une vigueur physique
remarquable.

« Ses photographies, ses portraits, les souvenirs
de ceux qui l'ont connu entre 10 et 20 ans nous le
montrent avec sa carrure solide, son cou puissant
de jeune taureau, toute l'énergie indomptable d'un
« gourmand de la vie » comme il s'appelait lui-même
à cet âge. » (Maynial).

Combien peu de tares se trouvent alors dans la
jeunesse de Guy de Maupassant. Pour en trouver il
faut aller plus loin que lui, remonter à son hérédité
paternelle. Quant à l'enfant, non seulement il ne
paraît pas plus tôt qu'un autre préoccupé de choses
sexuelles, non seulement il n'a pas le tempérament
abruti du futur « sous-officier » de Nordau, mais
encore il est excellent camarade. Il traite les amis
qu'il adopte avec une familiarité charmante et pleine
de tact. Rien n'est plus significatif à ce sujet que
cette anecdote contée par la mère de Maupassant et
que rapporte Maynial.

Un jour, Maupassant avait projeté une partie avec le fils d'un pêcheur, Charles, et un jeune garçon d'une famille bourgeoise. La mère du jeune homme accueillit Guy de Maupassant avec amabilité, mais traita l'autre camarade avec hauteur.

— Charles, dit-elle, portera le panier de provisions, naturellement.

Charles rougit de honte ; on le traitait en domestique. Mais Guy sentit l'affront inutile et injuste ; il intervint :

— Certes, madame, nous porterons le panier chacun à notre tour ; et c'est moi qui commence !

Ses études au séminaire d'Yvetot d'abord, au lycée de Rouen ensuite, sont quelconques. Il fait des vers. Qui n'a fait des vers à cette époque ! Chassé du séminaire dont « tout petit, les rites de la religion, la forme des cérémonies le blessent » (Hugues-le-Roux), il travaille avec méthode au lycée, et le plus bourgeoisement du monde est reçu bachelier.

Pourtant il continue à faire des vers. La plupart de ses écrits sont pour des femmes. Nordau y pourrait voir un indice d'érotisme. Mais quel est l'écolier rimailleur qui n'adresse ses rimes à une femme ?

Il est toujours gai, malicieux, ayant du goût pour la mystification et la caricature.

En 1870, à 20 ans, il s'engage, fait campagne, se montre le plus normalement du monde excellent soldat et tire de cette guerre une série de contes où l'on ne saurait trouver la moindre excitation sexuelle.

En 1871, employé dans un ministère, en bureau-
crate modèle il est loin de se surmener. Il recom-
mence une vie active de canotage et de courses. Il
sillonne la Seine et la Marne dans sa barque « Feuille
à l'Envers ».

A ce moment son talent littéraire se précise.

Il se crée des relations littéraires : Emile Zola,
Tourgueneff, Catulle Mendès.

Il partage fort équitablement son temps, entre les
parties de canotage, qui, pour lui, sont l'essentiel, et
les essais poétiques qu'il écrit, aux heures de bureau,
sur le papier de l'administration et qu'il soumet le
dimanche à son maître Flaubert.

« J'étais un employé sans le sou... J'avais au cœur
mille désirs modestes et irréalisables qui me doraient
l'existence de toutes les attentes imaginaires...
Comme c'était simple, et bon, et difficile de vivre
ainsi entre le bureau à Paris et la rivière à Argen-
teuil ! Ma grande, ma seule, mon absorbante passion,
pendant dix ans, ce fut la Seine ! Ah ! la belle, calme
et variée et puante rivière, pleine de mirages et d'im-
mondices ! Je l'ai tant aimée, je crois, parce qu'elle
m'a donné, me semble-t-il, le sens de la vie. (Dans
la nouvelle « En Famille », parue en 1881, dans la
Nouvelle Revue).

C'est l'époque de la publication de tous les contes
fourmillant de vie : « Au bord de l'eau », « Yvette »,
« La Femme de Paul », « Souvenir ».

Henri Roujon nous montre Maupassant « auréolé
d'un reste de chapeau de pêcheur à la ligne, le torse

dans un tricot rayé, ses gros bras de rameur nus jusqu'à l'épaule ».

Une lettre du Dr Landolt publiée par Lombroso, dit : que « nul ne savait, comme Maupassant, organiser un dîner, composer la société, diriger la cuisine, décorer la table et mener la conversation la plus intéressante et la plus spirituelle. »

A cinq, ils possédaient un bateau.

« Nous n'avions souci de rien, que de nous amuser et de ramer. Je me rappelle de si singulières aventures, de si invraisemblables farces que personne aujourd'hui ne les pourrait croire. A nous cinq nous possédions un seul bateau, acheté à grand peine et sur lequel nous avons ri, comme nous ne rirons plus jamais. » (La Manche).

Maynial a recherché le nom des camarades de Maupassant. *La Toque*, spirituel et paresseux, « le seul qui ne touchât jamais une rame, sous prétexte qu'il ferait chavirer le bateau ». C'est M. Robert Pinchon, plus tard bibliothécaire de la ville de Rouen.

N'a qu'un œil, mince, élégant, très soigné, arborant le monocle auquel il devait son surnom devint inspecteur à la Compagnie de l'Est.

Le « très malin » *Petit Bleu* n'est autre que M. Léon Fontaine ; "*Joseph Prunier*" sous le pseudonyme duquel il publia sa première nouvelle, en 1875, était Maupassant lui-même.

Nous comprenons fort bien que devant cette existence on gratifie Guy de Maupassant d'une parfaite santé physique et psychique.

Nous avons insisté sur des détails en apparence inutiles, mais il n'est pas de moindre détail dont ne puisse se servir la psychiâtrie.

Socialement, pour ses camarades, pour ses lecteurs, Maupassant est un bel homme et un bel esprit.

Il justifie bien le mot déjà cité de Lemaitre « robuste bourgeois campagnard »; on s'explique que Zola lui trouve « une tête limpide et solide ».

Mais déjà, si Maupassant s'enorgueillissait des exploits athéliques qui témoignaient de son endurance, en revanche, il se préoccupait du plus léger malaise, et s'alarmait déjà de maladies imaginaires, avec une anxiété nerveuse qui devait le poursuivre toute sa vie. Il se plaignait de sa santé à Flaubert qui finit par être inquiet et pressa son ami de se laisser examiner par son médecin Fortin, simple officier de santé qu'il considérait comme « très fort ».

Déjà donc, longtemps avant *le Horla,* qui n'est que la maladie ayant évolué, comme la phtisie une tuberculose avancée, Maupassant présente de légers troubles. Ces troubles vont s'aggraver..., son évolution morbide cérébrale va évoluer comme évolue un tabes. C'est ce que nous allons démontrer. Maupassant est atteint désormais de délire chronique généralisé progressif. D'après son étude, nous allons montrer que cliniquement la maladie du cerveau de Maupassant évolue comme une maladie de moelle de tabétique, et nous verrons qu'il faut, selon l'hypothèse de notre maître Rémond et de son élève Voivenel, penser à une leucoencéphalite chez Maupassant.

Dès maintenant, de ce qui précède nous pouvons conclure :

1° Maupassant n'est pas fou avant 28 ans et l'opinion de Nordau est fausse ;

2° Maupassant, quoique d'une santé physique excellente et d'une santé psychique socialement parfaite, présente des signes de nervosisme.

Nous allons dans le troisième chapitre essayer de rechercher tous ces signes et, de l'étude de l'*observation détaillée* de Maupassant, antécédents héréditaires, collatéraux, personnels, etc. faire notre diagnostic.

CHAPITRE III

Maupassant était un prédisposé à l'insuffisance cellulaire, insuffisance que les excès déclanchèrent et qui se termina par de la leucoencéphalite, substratum anatomique du délire systématisé progressif.

Nous exposons ici les idées que notre maître, M. le professeur Rémond et son élève Voivenel, soutiennent dans un article non encore publié sur la « folie de Maupassant ». Nous ne saurions trop les remercier d'avoir bien voulu nous communiquer cet article avant sa publication.

Nous allons, en somme, prendre l'observation de Maupassant. Nous la prendrons avec tous les détails que mérite l'étude d'un des esprits qui honorent le plus les lettres françaises.

Nous étudierons successivement :

1° Les antécédents héréditaires ;

2° Les antécédents personnels ;

3° La maladie proprement dite.

Nous serons ainsi autorisé à porter le diagnostic et à discuter ensuite la nature de la maladie.

Antécédents héréditaires. — Maupassant naquit le 5 août 1850, au château de Miromesnil « un de ces châteaux battus des brises du large, dont le vent d'équinoxe emporte au loin les tuiles pêle-mêle avec les feuilles des hêtraies ».

Antécédents paternels. — Par son père, Guy de Maupassant était de très noble famille. Plusieurs de ses aïeux s'illustrèrent : une aïeule qui fut la maitresse de Lauzun, suivait son amant au plus fort des combats et répondait quand on la priait de s'éloigner : « Vous croyez donc que nous autres, femmes, nous ne savons risquer notre vie qu'en couches ». (Mémoires de Lauzun).

Le grand père dirigeait une exploitation agricole.

Le père fut agent de change. « Il tenait de sa grand-mère, une créole de l'île Bourbon, ces beaux yeux ensoleillés et voluptueux qu'il transmit à son fils Guy ».

Intelligence médiocre, faible de caractère, coureur d'aventures galantes. Une séparation à l'amiable eut lieu entre les deux époux. Peut-être Maupassant hérita-t-il de son père des prédispositions sensuelles.

Hérédité maternelle. — L'hérédité littéraire de Maupassant viendrait surtout de sa mère. M⁽ᵐ⁾ Laure Poitevin était un esprit très cultivé. Très éprise de poésie, elle fut dans son enfance camarade de Flaubert. Avec ce dernier (non parent de Maupassant) et son frère Alfred le Poitevin, poète de talent, mort tout jeune, elle se familiarisa avec les classiques et lut Shakespeare dans le texte.

Maupassant eut un frère Hervé, peu connu. Sa mère l'éduqua seule jusqu'à l'âge de 13 ans et il y eut toujours entre eux deux une parfaite communion d'idées. Elle essaya toujours d'éveiller la vocation littéraire chez son fils.

Antécédents personnels. — Nous avons déjà, dans notre deuxième chapitre, suffisamment décrit la jeunesse de Maupassant. Il se montra très intelligent et doué d'une très grande mémoire. Son auteur favori, dès le début, fut Shakespeare.

Envoyé au séminaire, il s'évada plusieurs fois. « Tout lui pesait, tout lui était hostile dans cette maison ». Faut-il voir là un état psychique morbide? Certainement non.

Nous avons dit sa vie au lycée, les vers qu'il adressait à des femmes et nous n'en avons rien conclu.

Nous avons fait remarquer aussi l'état de santé apparente dans lequel il se trouvait, après 1870, lorsqu'il était au ministère.

Pourtant dès ce moment des troubles nerveux apparaissent, légers d'abord, puis nettement perceptibles vers 1875-78, quand l'écrivain a 25, 28 ans. Il semble se complaire davantage aux gauloiseries outrées. Ses farces de canotiers deviennent plus que grosses. Il fait une pièce intitulée : *Maison turque à la feuille de rose*, représentée dans les ateliers des peintres Maurice Leloir et Becker; pièce plus que leste où assistaient des femmes masquées.

A certains moments le « robuste bourgeois campagnard » devient un « taureau triste ». Il se sent envahi par une vague souffrance.

« Je me demande si je ne suis pas malade, tant j'ai le dégoût de ce que je faisais depuis si longtemps avec un certain plaisir ou avec une résignation indifférente... Je n'ai plus rien dans l'esprit, rien dans l'œil, rien dans la main. Cet effort inutile vers le travail est exaspérant. Qu'est-ce que cela ? Fatigue de l'œil ou du cerveau, épuisement de la faculté artiste ou courbature du nerf optique. » (in *Fort comme la Mort*).

Vers 1878, Maupassant présente une inégalité pupillaire très nette. Landolt, consulté à ce sujet en 1883, écrit à Lombroso :

« Le mal, en apparence insignifiant (dilatation d'une pupille) me fit prévoir cependant, à cause des troubles fonctionnels qui l'accompagnaient, la fin lamentable qui attendait le jeune écrivain. »

Edm. de Goncourt qui fut toujours animé d'une haine peu cachée pour Maupassant, rappelle très volontiers dans son Journal, une conversation qu'il eut avec le docteur Landolt et où ce dernier lui dit de Maupassant « qu'il avait des yeux semblables à deux chevaux, qu'on ne pourrait mener et conduire ensemble et que le mal était derrière les yeux. »

D'autre part, Maupassant mène une vie très déréglée. Il se laisse entraîner à toutes sortes d'excès. Il conserve, une attitude de « faune, un peu triste, revenu à la vie primitive. »

« Il obéissait sans mesure aux exigences impérieuses de ses sens; avec une hâte fébrile, il voulait épuiser à la fois toutes les jouissances possibles, comme s'il prévoyait l'anéantissement final; il goûtait une volupté aiguë à dépasser les limites ordinaires des forces humaines; toute manifestation effrénée de la faculté d'agir et de sentir, toute secousse nerveuse, toutes les ivresses de l'imagination et toutes les émotions raffinées l'enchantaient profondément, et il recherchait, au besoin par des excitants artificiels, l'exaltation qu'il aurait dû fuir. Au point de vue femmes, il ne refusa jamais à son tempérament robuste les satisfactions qu'il réclamait. Son œuvre même témoigne d'une sensualité brutale; il y a dans ses livres l'inquiétude perpétuelle, absorbante de la femme, une sorte *d'obsession*, non de l'amour, mais de ce qu'il y a de plus primitif et de plus général, de l'instinct sexuel; il considère tous les gestes de l'amour comme des phénomènes si naturels qu'on doit les décrire sans embarras, ni trouble; le désir, qui se renouvelle sans cesse n'a d'intérêt que par son assouvissement régulier; tout sentiment qui détourne ou altère le désir est vain; toute complication psychologique est fausse. Et c'est cela qu'on a appelé, par un singulier sophisme, la santé et la sagesse de Maupassant. » (Edouard Maynial).

Maupassant fournit un travail énorme. Le jour ce sont des exploits physiques, le soir la rédaction de

chroniques et de contes. Il a recours, pour s'exciter,
à la *cocaïne*, à la *morphine*, au *haschich* (Lombroso).
Il devient *éthéromane*. Il trouve là des sensations
nouvelles « possibles seulement pour des hommes
intelligents, très intelligents, dangereuses comme
tout ce qui surexcite nos organes, mais exquises. »
(*Le Père Milon*).

Il recherche avec une intensité maladive les sensations odorantes. Dans *Fort comme la Mort* il écrit :

« Au fond des vieux flacons de toilette, il avait
souvent retrouvé aussi des parcelles de son existence, et toutes les odeurs errantes, celles des rues,
des champs, des maisons, des meubles, les douces et
les mauvaises, les odeurs chaudes des soirs d'été, les
odeurs froides des soirs d'hiver, ranimaient toujours
chez lui de lointaines réminiscences, comme si les
senteurs gardaient en elles les choses mortes embau-
mées. »

On s'est demandé s'il ne fallait pas voir dans le
goût de ces sensations rares un indice d'épuisement
cérébral.

Peu à peu dans l'œuvre on sent planer une incurable tristesse. Maupassant recherche la solitude.

« J'aime tant être seul que je ne puis même suppor-
ter le voisinage d'autres êtres dormant sous mon
toit ; je ne puis habiter Paris parce que j'y agonise
indéfiniment. Je meurs moralement et suis aussi
supplicié dans mon corps et dans mes nerfs par
cette immense foule qui grouille, qui vit autour de
moi, même quand elle dort. »

Dans la solitude il sent : « une exaltation de la pensée qui touche à la folie. »

Mais peu à peu, même dans la solitude, il souffre...
Il se décourage, doute de tout, du but de l'existence
et du travail... Il a conscience de :

« l'effort impuissant, incessant depuis les premiers
jours du monde, l'effort infatigable des hommes pour
déchirer la gaine où se débat leur âme à tout jamais
emprisonnée, à tout jamais solitaire, effort des bras,
des lèvres, des yeux, des bouches, de la chair frémis-
sante et nue, effort de l'amour qui s'épuise en bai-
sers. » *(Mont-Oriol)*.

La maladie insensiblement, mais implacablement,
augmente. Les hallucinations vont apparaître.

L'hallucination auditive d'abord vague. Il entend
une voix qui passe sur lui : « comme un semeur
d'épouvante et de de délire, éveillant l'affreuse détresse qui sommeille toujours au cœur des vivants »
("*sur l'eau*").

Peu à peu l'idée de la mort le hante. Il en a peur.
Il a peur de la nuit. Il a peur de tout. ("la peur" "sur
l'eau" "lui?" "la main" "magnétisme" "la nuit"
"le tic" "le Horla" "qui sait")

« C'est quelque chose d'effroyable, une sensation
atroce, comme une décomposition de l'âme, un
spasme affreux de la pensée et du cœur dont le souvenir seul donne des frissons d'angoisse. Cela a lieu
dans certaines circonstances anormales, sous certaines influences mystérieuses, en face de risques
vagues. La vraie peur c'est quelque chose comme une

réminiscence des terreurs fantastiques d'autrefois. »
("*La peur*").

« Presque tous les phénomènes de cet ordre sont
des créations imaginaires d'un cerveau malade et
l'indice d'une névrose prononcée. Lorsque Maupassant raconte ses cauchemars fantastiques et ses
visions morbides, il le fait sur un ton d'hésitation
douloureuse qui est à lui seul un gage de leur sincé-
rité; on dirait que, par crainte du ridicule, il recule
devant la confession qu'il a entreprise; au moment
où il va donner à ses hallucinations une forme relativement cohérente pour les faire comprendre et les
faire accepter, sa raison qui s'est resaisie lui en dé-
montre l'inanité; il se tranquillise lui-même par l'ab-
surdité des faits qu'il rapporte, et qui n'ont plus le
même aspect, dépouillés de toutes les conditions de
sensibilité qui les ont rendus un instant vraisembla-
bles; la clarté des mots et la logique des phrases
dissipent les vapeurs du rêve. Aussi toutes les nouvelles de ce genre qui sont inscrites, comme on l'a
dit « avec le sang de son âme » (Lemaitre) se présentent en général sous l'apparence d'un problème,
d'un point d'interrogation posé devant le public : *Lui ?
Qui sait ? Fou ?* L'auteur semble dire au public : lisez-
moi, raillez ma faiblesse, mon épouvante, ma folie,
tant qu'il vous plaira; mais surtout aidez-moi à me
répondre à moi-même, à crier de toute la force de la
vérité et de la logique, que mes récits ne sont que
chimères, imaginations, rêves de malade. » (Maynial).

La folie grandit. Les hallucinations visuelles apparaissent. Maupassant perd par moments la conscience de sa personnalité. Il fait de l'autoscopie externe.

Dans *Lui?* il se voit le soir en pénétrant dans sa chambre assis sur un fauteuil.

Sollier rapporte une hallucination de Maupassant :
« Étant à sa table dans son cabinet, il lui semble entendre sa porte s'ouvrir. Son domestique avait ordre de ne jamais entrer pendant qu'il travaillait. Maupassant se retourna et ne fut pas peu surpris de voir sa propre personne qui vint s'asseoir en face de lui, la tête dans la main et se mit à dicter tout ce qu'il écrivait. Quand il eut fini il se leva, l'hallucination disparut. »

« La maladie grossit encore. Elle monte comme une inflexible marée et submerge peu à peu la personnalité de Maupassant. » (Rémond et Voivenel). Il n'est plus maître de lui. Le voilà complètement aboulique. Ne peut pas donner l'ordre à son cocher d'aller quelque part. Il a des hallucinations au grand jour, des phobies continuelles.

« Son intelligence assiste, lucide par moments, à cette dégringolade d'un esprit qui s'effiloche. » (Rémond et Voivenel).

Il souffre horriblement. Il cherche à expliquer sa souffrance, se croit possédé. Un démon « le Horla » est son maître. Il crée ainsi comme le font souvent les délirants chroniques progressifs un néologisme qui représente un ennemi, synthétise tout un groupe de phénomènes.

Il prend lui-même son observation.

Ah! la belle et engoissante observation!

Pauvre grand homme!

Jour et nuit son intelligence n'est plus maitresse. Il n'est qu'une épave psychique.

Voici des extraits caractéristiques de sa troublante nouvelle « le Horla ».

LE HORLA

21 mai. — J'ai un peu de fièvre depuis quelques jours; je me sens souffrant ou plutôt je me sens triste.

D'où viennent ces influences mystérieuses qui changent en découragement notre bonheur et notre confiance en détresse? On dirait que l'air, l'air invisible est plein d'inconnaissables Puissances dont nous subissons les voisinages mystérieux. Je m'éveille plein de gaîté, avec des envies de chanter dans la gorge. — Pourquoi? — Je descends le long de l'eau; et soudain, après une courte promenade, je rentre désolé comme si quelque malheur m'attendait chez moi — Pourquoi! — Est-ce un frisson de froid qui, frôlant ma peau, a ébranlé mes nerfs et assombri mon âme? Est-ce la forme des nuages ou la couleur du jour, la couleur des choses, si variables, qui, passant par mes yeux a troublé ma pensée? Sait-on?

Tout ce qui nous entoure, tout ce que nous voyons sans le regarder, tout ce que nous frôlons sans le connaître, tout ce que nous touchons sans le palper, tout ce que nous rencontrons sans le distinguer a sur nous, sur nos organes, et par eux, sur nos idées, sur notre cœur lui-même, des effets rapides, surprenants et inexplicables?

Comme il est profond ce mystère de l'Invisible! Nous ne le pouvons sonder avec nos sens misérables, avec nos yeux qui ne savent apercevoir ni le trop petit, ni le trop grand, ni le trop près, ni le trop loin, ni les habitants d'une étoile, ni les habitants d'une goutte d'eau... avec nos oreilles qui nous trompent, car elles nous transmettent les vibrations de l'air en notes sonores. Elles sont des fées qui font ce miracle de changer en bruit ce mouvement et par cette métamorphose donnent naissance à la musique, qui rend chantante l'agitation muette de la nature, avec notre odorat, plus faible que celui du chien, avec notre goût, qui peut à peine discerner l'âge du vin!

Ah! si nous avions d'autres organes qui accompliraient en notre faveur d'autres miracles, que de choses nous pourrions découvrir encore autour de nous?

16 mai. — Je suis malade; décidément! Je me portais si bien le mois dernier! J'ai la fièvre, une fièvre atroce ou plutôt un énervement fiévreux qui rend mon âme aussi souffrante que mon corps. J'ai sans cesse cette sensation affreuse d'un danger menaçant, cette appréhension d'un malheur qui vient, ou de la mort qui approche, ce pressentiment qui est sans doute l'atteinte d'un mal encore inconnu, germant dans le sang et dans la chair.

18 mai. — Je viens d'aller consulter mon médecin; car je ne pouvais plus dormir. Il m'a trouvé le pouls rapide, l'œil dilaté, les nerfs vibrants, mais sans aucun symptôme alarmant. Je dois me soumettre aux douches et boire du bromure de potassium.

15 mai. — Aucun changement! mon état vraiment est bizarre. A mesure qu'approche le soir, une inquiétude incompréhensible m'envahit. comme si la nuit cachait pour moi une menace terrible. Je dîne vite, puis j'essaie de lire; mais je ne comprends pas les mots; je distingue à peine les lettres. Je marche alors dans mon salon de long en large, sous l'oppression d'une crainte confuse et irrésistible, la crainte du sommeil et la crainte du lit.

Vers dix heures, je monte dans ma chambre. A peine entré, je donne deux tours de clef, et je pousse les verrous; j'ai peur... de quoi?... Je ne redoutais rien jusqu'ici. J'ouvre mes armoires, je regarde sous mon lit; j'écoute... j'écoute... quoi?... Est-ce étrange, qu'un simple malaise, un trouble de la circulation, peut-être, l'irritation d'un filet nerveux, un peu de congestion, une toute petite pertubation dans le fonctionnement si imparfait et si délicat de notre machine vivante puisse faire un mélancolique du plus joyeux des hommes, et un poltron du plus brave. Puis, je me couche, et j'attends le sommeil comme on attendrait le bourreau. Je l'attends avec l'épouvante de sa venue; et mon cœur bat, et mes jambes

frémissent; et tout mon corps tressaille dans la
chaleur des draps, jusqu'au moment ou je tombe
tout à coup dans le repos, comme on tomberait pour
s'y noyer dans un gouffre d'eau stagnante. Je ne le
sens pas venir, comme autrefois, ce sommeil per-
fide, caché près de moi, qui me guette, qui va me
saisir par tête, me fermer les yeux, m'anéantir. Je
dors — longtemps — deux ou trois heures — puis un
rêve — non — un cauchemar m'étreint. Je sens bien
que je suis couché et que je dors..., je le sens et je le
sais..., et je sens aussi que quelqu'un s'approche de
moi, me regarde, me palpe, monte sur mon lit,
s'agenouille sur ma poitrine, me prend le cou entre ses
mains, serre... serre... de toute sa force pour m'étran-
gler.

Moi je me débats, lié par cette impuissance atroce,
qui nous paralyse dans les songes; je veux crier, je
ne peux pas; je veux remuer, — je ne peux pas; —
j'essaie, avec des efforts affreux, en haletant, de me
tourner, de rejeter cet être qui m'écrase et qui
m'étouffe, — je ne peux pas !

Et soudain, je m'éveille, affolé, couvert de sueur.
J'allume une bougie. Je suis seul.

Après cette crise, qui se renouvelle toutes les nuits,
je dors enfin, avec calme, jusqu'à l'aurore. »

Enfin, la dernière nouvelle que Maupassant publie
en librairie « *Qui sait?* » montre l'intelligence qui
sombre elle-même à son tour.

Il ne sait plus échapper : « Il va donc falloir que je
me tue... »

Il essaie de se suicider avec un coupe-papier, mais ne se fait qu'une estafilade.

De lui-même, enfin, il demande à entrer dans une maison de santé : « Il ne peut pas continuer à vivre comme tout le monde avec la crainte que des choses pareilles à ce qu'il a souffert recommencent ». (" Qui sait").

Pendant toute cette période, Maupassant était aussi devenu un *processif*. On a pu écrire tout un chapitre sur les « procès de Maupassant » commencés dès 1891.

A cette époque, il fut prévenu par un libraire anglais que les exemplaires de la « Maison Tellier » étaient épuisés chez Havard, depuis trois mois ; il fit constater le fait par huissier et son avoué fit sommation à l'éditeur d'avoir en magasin, dans les vingt-quatre heures, une édition de cinq cents exemplaires. Maupassant obtint gain de cause et s'en réjouit comme d'un succès personnel.

Maupassant intenta un procès au *Figaro* en 1888, pour avoir tronqué un de ses articles et avoir apporté du retard à sa publication. Il fit demander par son avocat, G. Lachaud, cinq mille francs de dommages-intérêts. Il prétendit que « la remise d'un manuscrit entraîne implicitement l'obligation pour celui qui le reçoit de le publier in-extenso ».

En 1890, autre procès à la Maison Charpentier pour avoir publié son portrait sans son autorisation.

Le délire de persécution se montre très nettement,

En 1891, nouveau procès au journal de New-York, *l'Etoile,* pour avoir tiré un roman de sa nouvelle intitulée « le Testament ».

La désintégration de l'esprit de l'écrivain se voit fort bien dans les lettres écrites à propos de ces procès :

« La lettre au *Figaro* est remplie de ratures, de surcharges et de corrections.

Celle à Charpentier est d'un style pénible et compliqué.

Celles enfin où il est question du procès d'Amérique sont presque inintelligibles; elles renferment des fautes d'orthographe et de français, des phrases inachevées, des propositions contradictoires, des mots visiblement mis les uns pour les autres. » (Maynial).

Enfin, tout à fait au déclin de sa vie, Maupassant eut le *délire des grandeurs.* Dans le *Journal des Goncourt,* tome VIII, 9 décembre 1831, nous lisons :

« Maupassant parlait d'une visite faite par lui à l'amiral Duperré, sur l'escadre de la Méditerranée, et d'un nombre de coups de canon à mélinite, tirés en son honneur et pour son plaisir, coups de canon allant à des centaines de mille francs... L'extraordinaire de ce récit, c'est que Duperré, à quelque temps de là, disait qu'il n'avait pas vu Maupassant. »

A l'asile, Maupassant fut calme, divaguant doucement (Lombroso). Mⁿᵉ Lecomte de Nouy lui ayant un jour envoyé des raisins, il n'en voulut pas, disant « en riant d'un rire bestial » :

« Ils sont en cuivre ».

« Son délire reflétait particulièrement la manie de la persécution et celle des grandeurs. Une autre persécution le hantait : celle des phénomènes de la végétation. Il se promenait souvent dans le jardin ou dans le parc de la maison. Un jour il s'arrêta devant un parterre, y planta une branche et dit à son domestique : « Plantons cela ici; nous y trouverons l'an prochain des petits Maupassant. » (Lombroso).

Plus tard, le dernier ami qui le vit, Pol Arnault, le 13 janvier 1893, le vit avec la camisole de force.

Maupassant ne le reconnut pas.

Il mourut le 6 juillet 1893.

Quelle fut la *nature* de la folie de Maupassant? Nous pensons avec notre maître M. le P' Rémond et son élève Voivenel, que ce fut un *délire chronique progressif*.

Maupassant était un prédisposé; son hérédité n'était pas « chargée » comme on l'a dit, mais elle était cependant sensible.

Il mena une vie sexuelle exagérée, il fit des excès physiques outrés, et son existence intellectuelle, loin d'être unie et régulière, fut une suite de crises de labeur et de paresse.

Excès sexuels, excès digestifs, abus de poisons tels que la morphine, l'éther, le haschich, ne tardèrent

pas à faire perdre à Maupassant une virginité cérébrale relativement instable.

Tout ce qui existe chez Maupassant, avant l'âge
de 26 à 27 ans, est une *prédisposition*.

Après, il déclanche la maladie par ses *excès*. Maupassant présente d'une manière indiscutable les qua-
tre périodes du délire chronique qu'admettent Magnan
et Sérieux :

1° *Période d'incubation* : inaperçue, mais où une
observation attentive peut déceler de l'inquiétude.

2° *Systématisation commençante* : Préoccupations
pénibles. Délire de persécution. Le malade est possédé. Tout cela existe chez Maupassant : ses angois-
ses, sa peur, ses procès, ses hallucinations, le
Horla.

3° *Systématisation de plus en plus accentuée* : délire des grandeurs (se rappeler Maupassant et son
histoire sur l'amiral Duperré).

4° *Période terminale*, ou de démence. La descrip-
tion que notre maître le professeur Rémond donne
du délire chronique s'accorde à merveille à la folie
de Maupassant.

La maladie ne commence que vers la trentaine
par un malaise général : « Le sujet qui se sent fati-
gué, qui dort mal, qui travaille moins facilement,
ressemblerait à un mélancolique si (c'est là un caractère important), il ne cherchait dans son entourage
les explications à son malaise que le mélancolique
trouve en lui-même ». (Rémond). Peu à peu l'état

s'aggrave : l'idée de persécution apparaît, avec elle
l'hallucination auditive, *progressive*.

Les hallucinations de la vue sont rares, mais Maupassant les a d'une manière remarquable.

« Le malade, à cette période, dit M. le professeur
Rémond, enrichit son langage de néologismes créés
par lui et dont chacun représente un groupe d'enne-
mis, exprime une série de souffrances, synthétise
surtout un groupe de phénomènes ».

Le plus remarquable des néologismes de Maupassant est la création du mot *le Horla!* Ah! le remarquable néologisme, comme il cristallise bien ce
qu'éprouve le malade! Maupassant se sent possédé
par un démon :

« Ah! Ah! je me rappelle, je me rappelle le beau
trois-mâts brésilien qui passa sous mes fenêtres en
remontant la Seine le 8 mai dernier! Je le trouvai si
joli, si blanc, si gai! L'être était dessus, venant de
là-bas où sa race est née! Et il m'a vu! Il a vu ma
demeure blanche aussi ; et il a sauté du navire sur
la rive. Oh! mon Dieu!

A présent je saisis, je devine. Le règne de l'homme
est fini... Malheur à nous! malheur à l'homme! Il
est venu, le... le... comment se nomme-t-il... le..., il
me semble qu'il crie son nom, et je ne l'entends pas...
le... oui... il le crie... j'écoute... je ne peux pas... ré-
pète! le... Horla — j'ai entendu — le Horla... c'est
lui... le Horla... Il est venu !... » (*Le Horla*).

Quelle est la lésion du cerveau dans le délire chronique progressif ?

Pouvons-nous savoir de quelle partie du cerveau souffrait Maupassant où naquit le hideux Horla ?

La maladie était dans la substance blanche, dit notre maître M. le Dr Rémond.

Guy de Maupassant était atteint de leucoencéphalite.

Notre maître montre que la clinique oblige à admettre cette localisation. La substance blanche est atteinte, comme la substance blanche de la moelle l'est dans le tabes.

La maladie est *systématisée* comme le tabes.

La maladie de Maupassant est d'autant plus organique (comme le tabes) que l'état mental antérieur était bon. Elle a débuté entre 25 et 28 ans et n'a pas rétrocédé. L'hallucination a toujours été progressive, distincte des hallucinations d'origine périphérique et telle qu'on est obligé d'admettre qu'elle existe, non dans l'esprit du malade, mais dans son cerveau, qui s'use jusqu'à la démence.

Notre maître est d'autant plus fondé à émettre ce substratum anatomique du délire chronique de la maladie de Maupassant, que deux observations suivies d'autopsie ont démontré la réalité du fait.

Lagriffe a publié dans les *Archives de Neurologie* de 1901, le cas d'un malade atteint d'un abcès intéressant T¹, T², T³, malade ayant présenté des hallucinations progressives de l'ouïe, qui cessèrent un mois avant la terminaison·fatale. L'abcès avait respecté l'écorce cérébrale. C'étaient *les fibres seules* qui avaient.été lésées, interrompues.

M. Lagriffe a communiqué un cas analogue publié dans la thèse de Guiraud (Toulouse, mars 1907).

Nous pouvons donc admettre, que dans le cerveau de Maupassant, la substance blanche était lésée.·

« La maladie de Maupassant, fut une maladie qui, débutant par la fibre nerveuse n'atteignit qu'ultérieurement·la cellule. » (Rémond et·Voivenel):

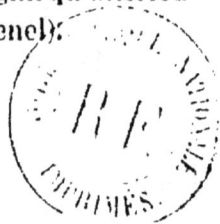

INDEX BIBLIOGRAPHIQUE

Rémond. — Maladies mentales.

Maupassant. — Toutes ses œuvres.

Charles Lapierre. — Souvenirs intim. sur Maup. (*Journ. des Débats*, 10 août 1893).

G. Chatel. — Maupassant peint par lui-même (*Revue bleue*, 1896).

Hugues Le Roux. — Portraits de cire. Souvenirs sur G. de Maupassant.

Lombroso. — Souvenirs sur Maupassant.

Ad. Brisson. — L'enfance et la jeunesse de Maupassant (*Le Temps*, 7 décembre, 1897).

Paul Marion. — Guy de Maupassant (*Répub. fr.*, 22 mars 1904).

Les Goncourt. — Journal.

J. Lemaitre. — Contemporains.

Correspondance de Tourguéneff avec ses amis français.

Léopold Lacour. — Un classique malade (*Figaro*, 1892).

Aug. Dorchain. — Quelques normands (*Annales pol. et litt.*, 3 juin 1900).

Ed. Maynial. — La vie et l'œuvre de Guy de Maupassant.

Max Nordau. — Vus du dehors.

— 　　　　　Dégénérescence.

Guyau. — Hérédité et éducation.

Séailles. — Essai sur le génie dans l'art.

FÉRÉ. — La famille névropathique.

GÉLINEAU. — Des peurs maladives.

JANET. — Névroses et idées fixes.

GUIMBAIL. — Les morphinomanes.

MAGNAN et SÉRIEUX. — Le délire chronique.

BALL. — La folie érotique.

CULLERRE. — Les frontières de la folie.

Pierre JANET et RAYMOND. — Les obsessions de la psychasténie.

Imprimerie Coopérative Toulousaine, 39, rue Peyrolières.

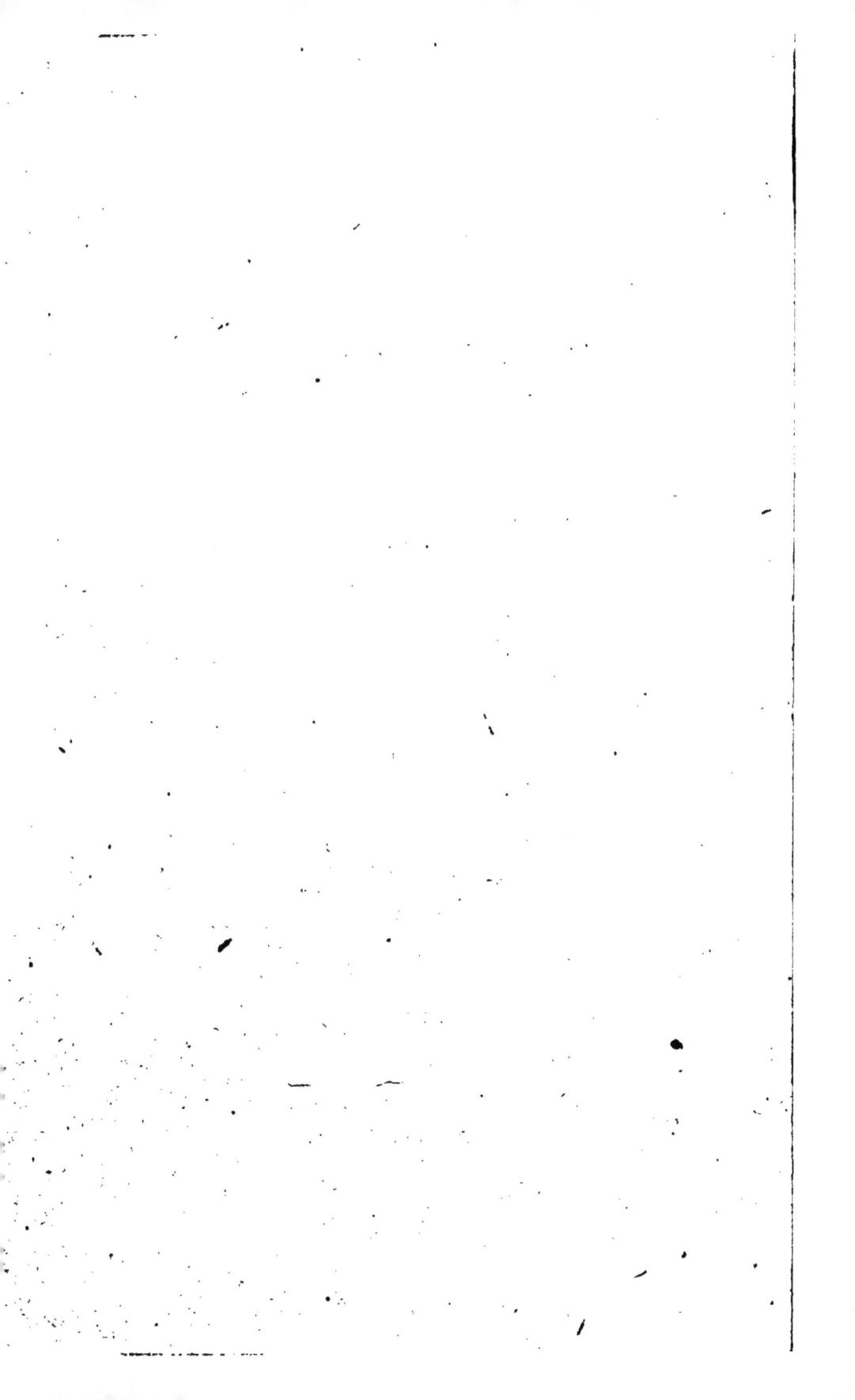